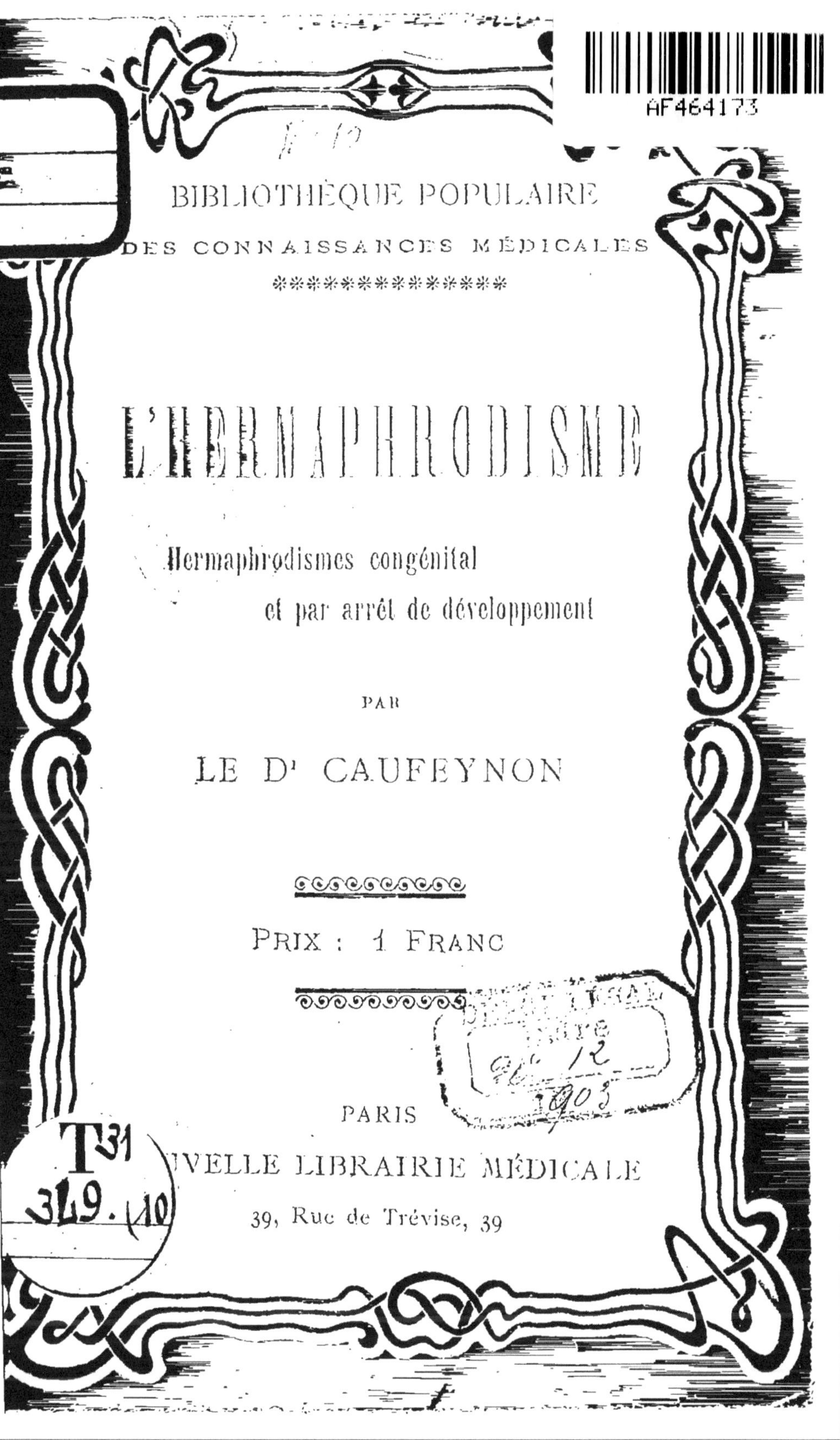

BIBLIOTHÈQUE POPULAIRE
DES CONNAISSANCES MÉDICALES

L'HERMAPHRODISME

Hermaphrodismes congénital
et par arrêt de développement

PAR

LE Dr CAUFEYNON

PRIX : 1 FRANC

PARIS
NOUVELLE LIBRAIRIE MÉDICALE
39, Rue de Trévise, 39

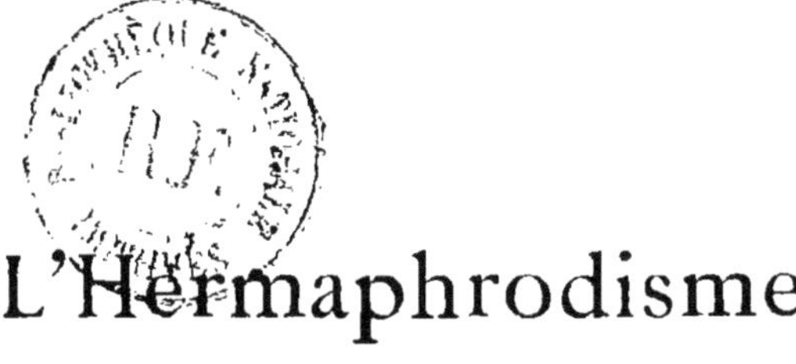

L'Hermaphrodisme

Docteur CAUFEYNON

L'Hermaphrodisme

BI-SEXUÉS - FÉMININS - INFANTILES - VIRAGOS
HOMMES A MAMELLES

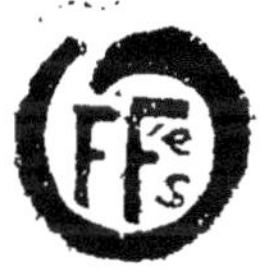

PARIS
CHARLES OFFENSTADT, ÉDITEUR
23, RUE RICHER, 23

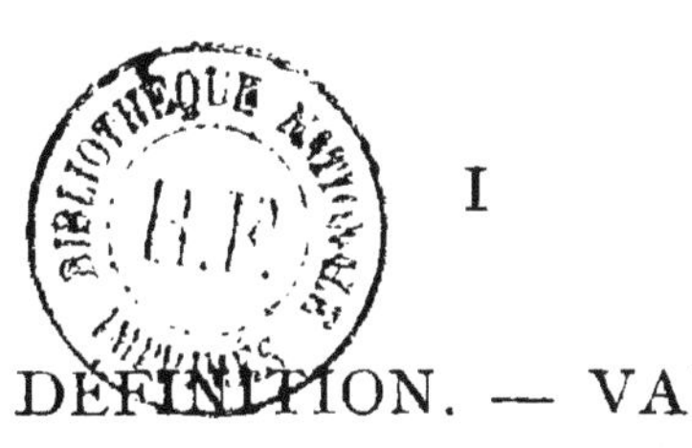

I

DÉFINITION. — VARIÉTÉS

I

DÉFINITION. — VARIÉTÉS

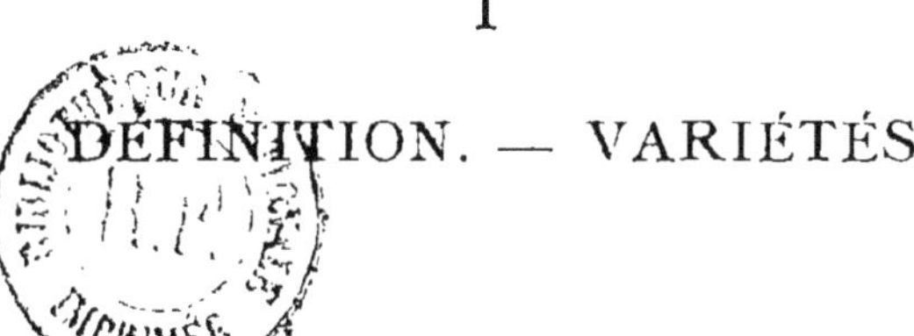

L'origine du mot hermaphrodite remonte à la plus haute antiquité et paraît se rattacher à la fable du fils de Mercure, Hermès et d'Aphrodite ; étant resté insensible aux charmes de la nymphe Salmacis, celle-ci obtint des dieux que son corps fût réuni au sien par des liens indissolubles. Elle fut exaucée et ce nouvel être prit le nom d'Hermaphrodite.

Plus tard, la possibilité qu'un individu pût simultanément réunir les attributs des deux sexes, fut parfaitement admise.

Les anciens considéraient la naissance d'un hermaphrodite comme un des prodiges qui annoncent de grandes calamités publiques. A Athènes, on le précipitait dans la mer, à Rome, dans le Tibre.

Au moyen âge, l'ignorance, la passion, vinrent encore poursuivre ces malheureux déshérités de la nature. Une opinion s'était établie, on vit dans les hermaphrodites des monstres envoyés par Dieu dans sa colère et présageant les plus grands malheurs.

Les théologiens de l'époque voulaient qu'on les mît à mort. Pourtant on leur fit grâce de la vie, mais on leur enleva la plupart de leurs droits civils et religieux. Le mariage leur était refusé si aucun sexe n'était distinct ; si l'un des sexes prévalait, le mariage avait lieu selon le sexe. Lorsqu'il y avait doute, on faisait choisir à l'hermaphrodite le sexe qu'il préférait, mais on lui faisait jurer de s'en tenir strictement au sexe choisi.

Ambroise Paré disait : « A ceux qui ont les deux sexes bien formés et s'en peuvent aider et servir pour la génération, les lois anciennes et modernes ont fait et font encore élire de quel sexe ils veulent user, avec défense, sous peine de perdre la vie, de ne se servir que de celui duquel ils auront fait élection. Et aucuns en ont abusé. De telle sorte que, par un usage mutuel et réciproque, paillardaient de l'un et de l'autre sexe, tantôt d'homme, tantôt de femme, à cause qu'ils avaient nature d'homme et de femme proportionnée à tel acte. »

Montaigne parle d'un hermaphrodite qui, marié comme femme, fut pendu, parce qu'il avait fait un mauvais usage de ses organes. Il rapporte aussi l'histoire d'un moine nommé Isidore, qui accoucha dans un couvent.

« J'ai cogneu un hermaphrodite, dit Montanus, lequel estoit du sexe obséquieux des femmes, occasion pour laquelle il fut marié à un homme, auquel il engendra quelque fils ou fille, et ce nonobstant il avait accoutumé monter sur les chambrières et engendrer en icelles. »

Marin le Marcis fut condamné en 1612 pour abus de son sexe. A citer encore le cas d'une dame Malaure, qui en 1693 fut reconnue comme ayant les organes des deux sexes et qui reçut ordre des Capitouls de Toulouse d'avoir à porter des habits d'homme. Mais le médecin Saviard lui rendit son véritable sexe en lui réduisant une descente de matrice dont le col ressortant en dehors avait été pris pour le membre viril.

Anne Grandjean fut condamnée au pilori en 1765, à Lyon, pour s'être mariée comme garçon ; on lui avait mis un écriteau portant ces mots : « Profanateur du sacrement du mariage ». Transférée à Paris, en appel du jugement, elle fut reconnue comme étant un individu que la *nature avait trompé*, mais de bonne foi, elle avait un gland imperforé qui sortait des grandes lèvres et deux sortes de testicules.

Le mariage fut déclaré nul et abusif, il fut enjoint à Grandjean de reprendre des habits d'homme et sa condamnation levée.

Dans l'acception rigoureuse du mot, on devrait entendre par hermaphrodite tout individu susceptible de reproduire un individu de son espèce sans le secours d'un autre, mais comme le fait remarquer le Dr Tardieu : « Le nom d'hermaphrodite sous lequel on a coutume de désigner ces individus, est le plus mal choisi qui soit, et donne de leur conformation l'idée la plus fausse ». L'on peut dire que, n'importe quel que soit le sexe prédominant, l'un ou l'autre, souvent même tous les deux sont trop incomplètement développés pour pouvoir remplir leur rôle. L'assemblage n'a donc jamais été parfait, c'est à peine si, dans deux ou trois observations, on a constaté la présence simultanée des organes accessoires et essentiels du sexe masculin et du sexe féminin.

Pour bien faire saisir la généralité des cas, nous donnons la division qu'a établie Isidore Geoffroy Saint-Hilaire et qui résume parfaitement toutes les dispositions :

1° *Hermaphrodisme sans excès*, où le nombre des parties constitutives de l'appareil génital n'est pas changé ;

2° *Hermaphrodisme masculin*, quand l'appareil génital, essentiellement mâle, offre dans quelques-unes de ses parties la forme femelle ;

3° *Hermaphrodisme féminin*, quand l'appareil génital, essentiellement femelle, offre dans quelques-unes de ses parties la forme mâle ;

4° *Hermaphrodisme neutre*, quand les organes génitaux offrent un mélange des deux sexes ;

5° *Hermaphrodisme avec excès*, où il y a augmentation du nombre normal des parties de l'appareil génital ;

6° *Hermaphrodisme masculin complexe*, quand l'appareil génital essentiellement masculin se trouve associé à certains organes féminins ;

7° *Hermaphrodisme féminin complexe*, quand l'appareil génital essentiellement féminin se trouve associé à certains organes masculins ;

8° *Hermaphrodisme bisexuel complet*, quand il existe un appareil mâle et un appareil femelle, tous deux complets ;

9° *Hermaphrodisme bisexuel incomplet*, quand il existe un appareil mâle et un appareil femelle tous deux incomplets ou dont l'un seulement est incomplet.

L'hermaphrodisme extérieur masculin est généralement constitué ainsi : Le pénis offre un développement incomplet, il a une longueur plus ou moins réduite, souvent le gland est mal dessiné, de plus, s'il existe, il est découvert par suite de l'absence ou du défaut de longueur du prépuce. Si l'organe est d'un très petit volume et ne dépasse pas deux ou trois centimètres de longueur, il est quelquefois difficile à première vue de le distinguer du clitoris, si de plus il se joint à cela quelques autres vices de conformation. Ce pénis est susceptible d'érection et l'intromission de cet organe est en raison directe de la longueur qu'il peut acquérir au moment du désir vénérien. L'urèthre, parfois, s'ouvre à la base de la verge ou vers la moitié du corps de la verge. Les bourses n'existent pas toujours et les testicules sont enfermés dans l'abdomen. A ces signes localisés, vient s'ajouter toute une série de phénomènes qui se rattachent à la conformation générale de l'individu et souvent alors, non seulement les caractères physiques externes se rapprochent de l'extériorité féminine, mais le caractère lui-même, les habitudes, les passions sont plus conformes au sexe féminin qu'au masculin. La taille est généralement de moyenne dimension, l'embonpoint assez considérable, la peau est lisse, fine, dépourvue de poils, le système musculaire peu développé. Les seins sont quelquefois volumineux, la voix elle-même est faible.

L'hermaphrodisme extérieur chez la femme est plus rare, on rencontre moins chez elle une disposition des organes sexuels, telle que l'on puisse être induit en erreur sur le sexe véritable et par conséquent qu'on puisse supposer avoir affaire à un individu du sexe masculin. Le vagin est réduit à l'état de cavité creusée en entonnoir, il est imperforé ou extrêmement rétréci. Le clitoris peut être volumineux. Les grandes lèvres sont peu prononcées, les petites à peine marquées. On trouve souvent les ovaires logés dans les grandes lèvres, ce qui quelquefois a fait croire à des testicules occupant ces parties.

Chez la femme ainsi constituée, l'ensemble des caractères physiques externes et des manifestations intellectuelles est plus conforme au sexe masculin qu'au sexe féminin. La taille est allongée, le corps grêle, les membres vigoureux, le système pileux développé et la figure couverte de barbe, les seins sont peu développés, la voix est forte, les goûts virils.

« Marie-Madeleine Lefort (la femme à barbe) semblait appartenir au sexe masculin, dit Béclard, si l'on considérait la proportion du tronc et des membres, celle des épaules et du bassin, le volume du larynx, le ton de la voix, le développement des poils; mais elle possédait en même temps les organes essentiels et constitutifs de la femme (utérus et vagin). Au-dessous et en arrière du clitoris, était une fente ou vulve bordée de deux lèvres étroites et courtes, qui étaient unies par une membrane épaisse et dense, à la racine du clitoris; cette membrane était percée d'une ouverture arrondie qui donnait passage à l'urine et au sang des règles. »

Dans les cas d'hermaphrodisme neutre, le docteur Moret rapporte un exemple rare de l'existence simultanée d'organes des deux sexes : « D'un côté, dit-il, la lèvre contenait un véritable testicule avec le cordon des vaisseaux spermatiques, le canal déférent et une vésicule séminale pleine de fluide spermatique. La lèvre droite renfermait une poche membraneuse dans laquelle descendait, lorsqu'on comprimait le ventre, un corps ovoïde que l'on reconnut être la matrice accompagnée d'un ovaire. Le sujet avait donc les organes essentiels des deux sexes, et cependant il n'était en réalité apte à remplir les fonctions ni de l'un ni de l'autre : en vain, l'ovaire était bien conformé et muni de sa trompe puisque la matrice était renfermée dans une poche sans ouverture; en vain un testicule élaborait sa semence, car l'imperforation du pénis s'opposait à son émission. »

Cette variété d'hermaphrodite est exceptionnelle, il en est de même de l'hermaphrodite superposé. Dans ce cas, les organes profonds sont d'un sexe, les moyens de sexe opposé, enfin les externes le mélange des deux sexes.

II

FORMATION

II

FORMATION

Isidore Geoffroy Saint-Hilaire nous dit qu'il existe une analogie complète, une identité absolue dans la sphère des organes génitaux internes pendant les premiers mois de la vie fœtale. Cette analogie étonnante vient à être encore beaucoup plus frappante, lorsqu'on vient à considérer le développement des organes génitaux externes. C'est vers la sixième semaine environ qu'on voit se former une fente commune aux organes génito-urinaires et à l'appareil défécateur, fente qui a reçu le nom de *cloaque.* De chaque côté de cette fente, paraissent en haut deux saillies, origine des corps caverneux, en bas, deux autres saillies plus petites, origine des bourses chez l'homme, des grandes lèvres chez la femme. Quel que soit le sexe futur, aucune différence n'existe et ce n'est que plus tard, en se réunissant, que les deux éminences donnent naissance aux bourses chez l'homme, tandis que chez la femme, isolées par la fente longitudinale, elles forment les grandes lèvres.

Plus tard un cloisonnement vient séparer en deux portions la fente qui jusqu'alors était désignée sous le nom de cloaque; la fente antérieure continue à être une cavité dans laquelle viennent déboucher les canaux excréteurs des organes génito-urinaires. Chez l'homme, la soudure des deux éminences latérales vient à s'opérer, tandis que chez la femme les lèvres persistantes continuent à limiter un orifice qui dès lors prend le nom de vulve.

Ainsi donc, l'observation nous apprend que, dans les premiers temps de leur existance, tous les fœtus ont leurs organes génitaux externes conformés de la même manière, d'autant plus encore que le clitoris, chez le fœtus de quatre mois, est aussi volumineux que la verge du fœtus du même âge. Deux phases dans le développement s'observent alors : dans la première, la séparation des deux parties latérales, qui jusqu'alors avaient marché l'une vers l'autre, reste permanente ; tandis que dans la deuxième phase, et cela seulement chez les fœtus du sexe masculin, la soudure vient s'opérer entre les deux parties latérales.

Dutrochet a dit fort justement : « Relativement à la conformation apparente des organes génitaux externes, tout homme a été femme dans le principe. »

S'il survient des arrêts de développement dans ces diverses formations, l'hermaphrodisme sera constitué. Si les organes internes restent stationnaires alors qu'au contraire les parties externes présentent un accroissement de développement, il en résultera cette variété d'hermaphrodisme, dit *apparent* féminin. Si les deux lèvres de la fente cessent de se rapprocher chez le fœtus masculin, il restera au-dessous de la verge, souvent de petit volume, une cavité bordée de chaque côté par des replis qui simuleront les grandes lèvres, il en résulte alors le vice de conformation qui constitue l'hermaphrodisme masculin.

III

LES HERMAPHRODITES DEVANT LA LOI

III

LES HERMAPHRODITES DEVANT LA LOI

Lorsque des individus ont eu leur état civil faussé dès la naissance par suite de vices de conformation, ils se voient condamnés à une série de perturbations morales, avant de pouvoir récupérer leur titre et rentrer dans le droit commun ; ou encore c'est un mariage contracté dans des conditions d'identité de sexe qui est reconnu nul.

La condition légale du mariage étant la différence des sexes, il s'ensuit que si, par un concours de circonstances extraordinaires, une union ne réunissant pas ces conditions devient monstrueuse, il n'y aura plus mariage, mais simulacre de mariage.

Le Code dit : lorsqu'il y a erreur dans la personne, le mariage ne peut être attaqué que par celui des deux époux qui a été induit en erreur. L'hermaphrodisme peut être cette cause d'erreur et par cela même entraîne la nullité du mariage, c'est donc une question de médecine légale d'une gravité extrême.

Le docteur Popesco a envisagé la question en ce sens :

« En cas d'erreur dans la personne, fait qui entraîne, ou la nullité du mariage, ou simplement la revision de l'état civil, par suite d'une conformation vicieuse des parties génitales, qui a pu fournir matière à l'incertitude ou à l'erreur. »

Les cas sont nombreux où les médecins

ont été consultés. Orfila et Marc, dans leur traité de médecine légale, rapportent que Marie Marguerite fut visitée la veille de son mariage par un chirurgien, à l'occasion de l'absence absolue de toute menstruation et que le tribunal de Dreux lui enjoignit de prendre les habits d'homme. Briand et Chaudé parlent aussi de cet individu qui, baptisé et élevé en fille, demanda un jour à épouser une femme dont l'état de grossesse était de ses œuvres.

Les mêmes auteurs s'expriment ainsi : « Le mariage ne peut être contracté qu'entre deux personnes de sexes différents : si l'on supposait qu'un mariage eût été contracté entre une femme et un individu qui jusqu'alors eût été regardé comme appartenant au sexe masculin, mais qui réellement ne fût qu'une femme comme elle, oserait-on prétendre qu'un tel mariage est valable ?

« Non, sans doute, une telle union doit évidemment être annulée pour cause d'erreur. Que l'on suppose au contraire un individu qu'un caprice de la nature aura fait naître avec un organe viril rudimentaire : n'y a-t-il pas également dans ce cas erreur de la personne ? Dans l'un et l'autre cas, la raison de décider est la même. Il faut annuler un pareil mariage. »

C'est de cette façon que fut jugé un procès resté célèbre, à Alais, en 1869 : Un M. D... se maria en 1866 avec une demoiselle Justine A..., âgée de vingt-cinq ans. En 1869 seulement D... se décida à demander la nullité de son mariage, parce que, disait-il, d'après ses observations et celles d'une sage-femme, sa femme ne présentait aucun des organes qui caractérisent le sexe féminin, n'ayant ni seins, ni ovaires, ni matrice, ni vagin, elle n'avait eu ni règles ni aucunes douleurs qui les accompagnent généralement.

Le premier jugement fut cassé par la cour de Nimes : « attendu que la loi n'a pas mis l'impuissance au nombre des causes de nullité du mariage ; d'où il suit que toute demande tendant à prouver que l'un des deux époux se trouve dans cet état doit être rejetée. » La cause fut portée en appel suprême où le docteur Tardieu donna cet avis :

« L'intervention du médecin, indispensable en pareille matière, est parfaitement définie dans son objet, elle doit être en même temps parfaitement nette dans ses résultats. Le problème à résoudre se pose, en effet, dans ces termes fort simples : La personne épousée comme femme est-elle une femme mal conformée, impuissante et impropre à l'union sexuelle ? Dans ce cas, il n'y a pas de cause de nullité, au sens étroit que la loi a fixé. Est-elle un homme mal conformé, offrant les apparences trompeuses du sexe féminin ? Dans ce cas le mariage n'a pas même existé et est radicalement vicié. Une expertise médico-légale est donc nécessaire, indispensable pour résoudre la double question que je viens d'indiquer. »

Le docteur Tardieu s'appuyait comme base de son argumentation sur le certificat du docteur Carcassonne, c'est-à-dire la conformation générale, l'étroitesse du bassin, le développement nul des seins, l'absence du vagin, mais surtout le manque absolu de flux menstruel. La conclusion était que cette personne ne possédait en réalité aucun des organes essentiels à la constitution du sexe féminin, était un homme, mais un homme mal conformé, présentant le type le plus commun de l'hermaphrodisme. Tardieu ajoutait qu'au point de vue médico-légal, l'indifférence sexuelle ou la neutralité absolue est fausse ; de même Briand et Chaudé disent : « Ces individus devront être regardés comme étant du sexe masculin, puisqu'on n'observe pas chez eux de parties génitales féminines, et que l'absence de la virilité ne dépend alors que de l'absence ou de l'atrophie des testicules. »

Le procès se termina en 1873 par une annulation du mariage inscrit sur les registres de l'état civil d'Alais.

Ainsi donc si l'impuissance ou l'infécondité des époux ne peut être admise comme cause de nullité en mariage, il n'en est pas de même de l'identité du sexe, qui tient le plus souvent à une déclaration d'erreur dans la personne, et entraîne par suite la nullité du mariage.

IV

ERREURS
DANS LES DÉCLARATIONS DE SEXE

IV

ERREURS DANS LES DÉCLARATIONS DE SEXE

Comme on l'a vu, dans l'immense majorité des cas, il s'agit d'individus appartenant au sexe masculin, la malformation des organes sexuels chez la femme étant beaucoup plus facile à reconnaître, grâce surtout aux manifestations multiples et variées à l'aide desquelles les ovaires traduisent leur présence.

Il arrive quelquefois que le véritable sexe reste méconnu toute la vie ; c'est le cas de Maria Arsano, qui mourut à

80 ans, réputée femme et mariée comme telle, et dont l'autopsie démontra qu'elle avait tous les signes dela virilité.

Le cas le plus célèbre est celui de ce malheureux qui jusqu'à l'âge de 22 ans vécut dans des couvents, des pensionnats, et qui à la suite de circonstances diverses vit son état civil réformé par arrêt du tribunal civil de la Rochelle. L'histoire de cet individu qui eut pour nom Alexina B..., a été rapportée en entier par Tardieu, lequel a publié ses mémoires. Alexina B... se suicida à Paris, en 1868, et l'autopsie montra de la façon la plus évidente qu'il s'agissait d'un homme ; le corps en avait toutes les apparences extérieures, le système pileux était très développé, le pénis existait ainsi du reste que les testicules. Cette histoire navrante fait voir à quelles conséquences terribles peut aboutir une erreur commise dans l'inscription de l'état civil.

Quelle est l'aptitude des hermaphrodites à la procréation et au mariage? S'il y a seulement le cas de petite dimension de la verge, comme le fait existait chez Alexina, celle-ci pouvait se marier, car malgré tout l'accouplement est possible.

Les médecins légistes n'admettent que deux classes d'hermaphrodites : les hermaphrodites à sexe reconnaissable (il s'agit alors, le plus souvent, du sexe masculin), chez lesquels le mariage peut être consenti, l'impuissance n'étant pas absolue, ou ceux du sexe féminin, chez lesquels au contraire il sera impossible de consentir au mariage, la sexualité n'étant pas suffisamment distincte.

Dans la seconde classe, se trouvent les individus dont le sexe ne peut se définir. C'est cette classe qui est désignée par Isidore Geoffroy Saint-Hilaire sous le nom d'hermaphrodites négatifs neutres;

chez eux, le sexe est indéterminable, arrêté dans son développement. Chez eux, l'aptitude à la génération n'existe pas, les sexes étant si imparfaitement conformés qu'ils ne peuvent servir, ni à féconder, ni à concevoir ; aussi, le mariage doit-il être déclaré nul, non pour erreur de la personne, mais pour identité de sexe entre les deux époux.

En résumé, l'arrêt de développement des organes sexuels aboutit à une question médico-légale d'identité et afin d'éviter les erreurs d'inscriptions, il serait désirable, lorsque les cas sont douteux, dit Legrand du Saule, il faudrait pouvoir ajourner la déclaration, cet ajournement serait certainement préférable à une affirmation hâtive ne reposant que sur des hypothèses, sur des analogies et pouvant entraîner des circonstances désastreuses.

Parmi les erreurs de déclaration de sexe, on cite les cas suivants :

Le docteur Luigi de Crecchio parle d'un nommé Giuseppe Marzo, né en 1820, il fut baptisé comme fille, puis caractérisé comme mâle par un chirurgien qui le vit à l'âge de quatre ans. Elevé comme garçon, il en manifesta les penchants lors de la puberté, bien qu'il n'eût jamais d'excrétions spermatiques ; les menstrues, du reste, faisaient également défaut. Il vécut toujours comme homme, en une série d'aventures galantes et contracta même une blennorrhagie à deux reprises. Il avait les épaules larges, la barbe assez abondante, les mamelles non développées ; pourtant les extrémités étaient fines et le bassin un peu large. Mort à 45 ans, il fut l'objet d'un examen anatomique qui montra à l'évidence qu'il s'agissait d'une femme.

Pénis long de 6 centimètres, à gland

volumineux. Les bourses étaient représentées par des plis, dont les plus internes, dégarnis de poils (petites lèvres), formaient une sorte de collerette autour du membre. Il existait un vagin avec la matrice bien conformée.

On a vu des individus mariés comme femmes durant de longues années. Martini parle d'une sage-femme traduite (en 1881) en justice sur la plainte d'une de ses clientes à laquelle elle avait tenté de faire violence. L'examen montra qu'on avait affaire à un hermaphrodite ayant un pénis court et imperforé.

Des auteurs ont cité des exemples de bonheur sexuel contraire à la nature ; des hermaphrodites, mariés avec des individus de leur sexe, ont été cependant heureux en ménage. L'idée d'une sexualité différente a suffi pour exciter l'instinct génital : « Non seulement la nature vraie de la femme, mais la supposition de cet état peut attirer et exciter l'homme. » Maria Arsano, décédée à 84 ans et reconnue comme homme à l'autopsie, avait été mariée comme femme. Clara Mayer ne se soumettait qu'avec une pudeur effarouchée à la visite qui déclara son véritable sexe d'homme bien caractérisé. Sophie D..., élevée comme femme, avait subi et exercé le coït dans les deux sens.

V

OBSERVATIONS MÉDICALES

V

OBSERVATIONS MÉDICALES

Du docteur Magitot, 1881. — « Il s'agit d'une personne âgée de 40 ans, enregistrée à sa naissance comme étant du sexe féminin et dont l'éducation a été dirigée dans ce sens. Vers l'âge de 14 ans, est survenu, à trois reprises différentes et à trois mois d'intervalle chaque fois, un écoulement sanguin par les organes génitaux, mais qui ne s'est plus reproduit. En même temps les seins ont augmenté sensiblement de volume.

« Ayant alors du penchant pour les hommes, elle se maria à 17 ans ; les rapports sexuels furent très incomplets.

« Après son mariage, une révolution complète s'est opérée dans ses instincts génésiques, c'est vers les femmes que se sont décidément portés depuis lors ses penchants ; si bien que, devenue veuve depuis une dizaine d'années, elle a été l'amant de plusieurs femmes.

« Sa taille est de 1 m. 78 ; les cheveux sont noirs, ainsi que la barbe, qui est assez abondante, la voix et les allures sont efféminées, les mains sont charnues et vigoureuses, les seins assez volumineux ; le bassin manque d'ampleur. Le volume de la verge est celui d'un pénis d'enfant de 12 ans, il y a des testicules, au fond du sillon de séparation des bourses existe une cavité admettant à peine le petit doigt et dans laquelle on ne constate pas trace de col de matrice.

« Le pénis est susceptible d'érection ; il se produit des éjaculations, le sperme a les apparences du liquide normal, mais le microscope n'y découvre pas de spermatozoïdes. »

Du docteur Porro, 1882. « Le 15 novembre, se présente au dispensaire la nommée T... G., âgée de 22 ans, à l'effet de savoir à quel sexe elle appartient réellement. Elevée depuis son enfance comme une fille, T... n'en a jamais eu les goûts ; au contraire, tout décelait dans ses instincts des idées masculines ; sa taille est de 1 m. 59, son poids de 58 kil. 400 ; les traits du visage sont virils, la lèvre supérieure et les joues sont ombragées de quelques poils noirs. Le thorax est celui d'un homme, les seins sont développés comme chez les jeunes filles vierges, le mamelon n'est pas érectile. Le ventre est plat, mais la conformation du bassin est celle d'une femme ; les bras sont secs et non arrondis ; les membres inférieurs, par contre, offrent la conformation féminine, ils convergent vers les genoux.

« Le pénil est peu proéminent, il est garni de poils durs et a l'aspect ordinaire de celui de toute femme adulte, les jambes étant rapprochées. Si on écarte celles-ci, on découvre une vulve avec un clitoris très développé, dont le gland dépasse seulement de 1 centimètre 1/2 le prépuce ou capuchon. A la base du gland, partent deux replis de la muqueuse vulvaire qui simulent les petites lèvres ; en les entr'ouvrant on rentre un canal de 4 centimètres environ, qui s'étend de la base du gland jusqu'à une ouverture pratiquée sur la ligne médiane, distante de 6 centimètres de l'anus. Cette ouverture conduit à un nouveau canal qui va s'ouvrir dans la vessie.

« Deux replis cutanés, de dimensions plus grandes que les précédents, se développent de chaque côté du corps du péniforme, parallèlement aux petites lèvres ; ils sont couverts de poils et peuvent passe pour des grandes lèvres. On trouve à leur sommet, vers la région inguinale, deux corps durs, le sujet n'accuse aucune sensation douloureuse, ni spéciale au froissement testiculaire. S'agit-il des ovaires ou des testicules ?

« Le toucher rectal démontre que la prostate n'existe pas, l'utérus n'est pas rencontré davantage.

« Le 9 décembre 1882, le professeur Porro ouvre le pli génito-crural du côté droit et met à découvert son contenu, que tous les médecins assistant à l'opération reconnaissent être le testicule !

« Quelques points de suture furent appliqués, et, quinze jours après, l'opéré quittait le service avec un nouvel état civil, enchanté du résultat de son investigation. »

Du docteur Chatillon. — « Le nommé P..., âgé de 19 ans, habite Paris depuis cinq ans. Une consultation eut lieu il y a quelque temps à propos de cet individu, consultation à laquelle assistaient MM. Ricord et Clerc. Il s'agissait de savoir s'il fallait lui accorder ou refuser la carte qu'il ou qu'elle réclamait avec instance afin de se livrer plus librement à la prostitution. Il fut décidé que cette carte lui serait refusée, attendu que P... était un homme.

« La verge était rudimentaire, elle ne dépassait pas le volume d'un clitoris ordinaire. Le canal de l'urèthre était plus large qu'un canal normal ; mais il aboutissait à la vessie et non dans le vagin. Le toucher rectal ne permettait pas de sentir un utérus ; pas de menstruation. Cependant les formes générales du corps, l'aspect du visage, le timbre de la voix sont plutôt ceux d'une femme ; les mamelles sont néanmoins tout à fait rudimentaires, la peau est glabre là où elle l'est normalement chez la femme.

« Quant aux goûts de P..., ils paraissent être ceux d'une femme, on le voit repousser avec énergie et mauvaise humeur l'accusation faite contre lui, qui consiste à répéter qu'il a un penchant pour les femmes. »

Du docteur Guéneau de Mussy, 1848. — « Je fus consulté par une dame pour sa fille qui, âgée de onze ans, présentait depuis quelque temps des perturbations multiples dans sa santé. Je fus immédiatement frappé de la démarche de cette enfant, il y avait dans sa physionomie, dans sa tournure, quelque chose de masculin ; la largeur de la poitrine était considérable à la base ; aussi, supposant une malformation, je demandai à la mère si son enfant ne présentait rien de particulier : celle-ci me répondit en rougissant qu'il y avait dans la conformation de sa fille quelque chose d'extraordinaire, mais jusqu'alors elle avait conservé à cet égard le secret le plus absolu. Sur mes instances, la mère voulut bien soumettre son enfant à mon examen et voici ce que je constatai. Le pubis était couvert de poils et cela depuis l'âge de 5 ans, au dire de la mère. Au-dessous du pubis existait une sorte de pénis, offrant deux centimètres de longueur, et se terminant par une extrémité légèrement renflée; à sa face inférieure on rencontre une gouttière représentant la paroi supérieure de l'urèthre, allant se continuer plus loin au niveau de l'orifice d'un véritable canal qui s'ouvre derrière la base du pénis. Plus en arrière existait une sorte de vulve, limitée par deux lèvres rudimentaires ; cette vulve limitait inférieurement un petit canal vaginal, dans lequel je pus introduire mon petit doigt, et qui se terminait supérieurement en cul-de-sac. Il n'y avait pas trace de testicules, ni dans les lèvres, ni au niveau des anneaux. Ayant introduit une sonde dans la vessie, et mon doigt indicateur porté dans le rectum, je pus constater que mon doigt n'était séparé de ma sonde que par des parois membraneuses, et par suite je pus avoir la certitude approximative que l'utérus n'existait pas.

« Dans ces conditions il était permis de conclure à l'existence d'une sexualité masculine avec arrêt de développement, qui avait produit simplement une similitude apparente des organes génitaux externes avec ceux du sexe féminin. »

Du docteur Papesco, 1867. — « Alors que j'étais médecin du district de X..., je fus appelé par un de mes compatriotes pour donner mes soins à un de ses amis. En arrivant, je me trouvai en présence d'un jeune homme habillé en petite fille, âgé de 25 ans environ, offrant une physionomie remarquable, encadrée par une longue chevelure, ne présentant pas la moindre trace de moustache ou de barbe ; ce personnage avait dans le moindre de ses gestes des allures telles, que je me demandai inopinément s'il s'agissait d'un homme ou d'une femme.

« M'informant de quoi il se plaignait, il commença par rougir, me priant ensuite de garder le plus profond secret à propos des détails que je pourrais observer. Puis il passa dans sa chambre, où quelques minutes après je le trouvais au lit.

« Cette chambre était magnifiquement ornée ; des parfums innombrables étaient disséminés de ci de là ; tout, en un mot, dans cet appartement, révélait la coquetterie la plus efféminée.

« Il me dit qu'il souffrait dans les parties génitales ; c'est alors que je procédai à une exploration minutieuse et attentive de ces organes

« Le clitoris, très développé, avait une longueur de 5 ou 6 centimètres, au sommet il se terminait par une saillie plus volumineuse rappelant tout à fait le gland ; cet organe était imperforé. Au-dessous, existait une petite ouverture par laquelle le malade urinait, aboutissant elle-même dans une cavité où le doigt pouvait être introduit sans aucune espèce de difficulté. Néanmoins, il me fut impossible de sentir le col de l'utérus, et rien dans les antécédents ne me mettait sur la voie d'une élaboration mensuelle de règles plus ou moins définie. Les grandes lèvres étaient normalement constituées ; à la face interne de la grande lèvre droite, on constatait un chancre mou, qui avait été communiqué par le monsieur qui était venu réclamer mes soins et qui me disait être son amant. Le pubis était couvert de poils, en aucun point on ne trouvait la trace des testicules, la poitrine était large, mais les mamelles peu développées, la voix complètement féminine.

« Ce personnage n'avait aucune espèce de penchant pour les femmes, il possédait une grande fortune, et avait à son service un personnel de domestiques mâles.

« Par la suite, je le vis à plusieurs reprises porter des costumes de fantaisie, des vêtements de couleur éclatante. Chez lui il restait toujours habillé en femme, tandis que lorsqu'il sortait, il portait le vêtement masculin. »

Le docteur Popesco conclut à envisager ce sujet comme un de ces hermaphrodites dont il est impossible de définir le sexe ;

l'absence de testicules, malgré le développement anormal de la verge, fait qu'on ne peut admettre une sexualité masculine, de même que l'absence de toute menstruation, de l'utérus et des ovaires, empêchent de conclure à une sexualité féminine.

VI

L'APPÉTIT SEXUEL CHEZ LES HERMAPHRODITES

VI

L'APPÉTIT SEXUEL CHEZ LES HERMAPHRODITES

La plupart des hermaphrodites sont indifférents au point de vue sexuel.

Le docteur Galland a cité l'exemple d'une hermaphrodite féminine qui s'est mariée deux fois. Non seulement elle n'a jamais éprouvé la moindre sensation voluptueuse pendant le coït, mais toutes les tentatives faites pour accomplir cet acte lui ont été pénibles et douloureuses, quoiqu'elle s'y prêtât volontiers. Elle ne demandait ni ne désirait les rapprochements sexuels ; elle subissait les caresses de son mari pour lui être agréable. Jamais, suivant ce dernier, elle n'a fait auprès de lui la moindre tentative provocatrice. Elle n'a jamais eu le moindre désir érotique, même en rêve.

Tardieu dit que certains hermaphrodites ne sont pas éloignés du commerce des femmes, ils peuvent ressentir des désirs, des excitations et des jouissances complètes, en même temps qu'un orgasme vénérien qui peut aller jusqu'à l'émission de la liqueur spermatique.

On voit aussi des hermaphrodites qui, après avoir manifesté un goût très vif pour le commerce des hommes, sont ramenés, par la descente des testicules, à des instincts tout opposés qui les portent vers la femme. De même, comme on l'a vu tout à l'heure dans les observations, il est des hermaphrodites qui font métier de prostitution et jouent le rôle d'homme et de femme.

Le docteur Laurent observe que « si les

hermaphrodites sont souvent quasi-impuissants, ils sont souvent aussi des individus très salaces. Les sensations très incomplètes qu'ils peuvent ressentir les poussent sans doute à s'en procurer d'autres par des moyens plus ou moins naturels. »

Le docteur Lévy a observé deux sœurs hermaphrodites qui étaient fort connues dans leur pays pour leur lubricité. Elles avaient des rapports aussi bien avec les hommes qu'avec les femmes.

« Les castrats, dit Brouardel, les eunuques, et quatre ou cinq cent mille adeptes d'une secte religieuse du sud de la Russie, qui s'enlèvent les parties génitales, ne passent pas pour être mélancoliques, mais extrêmement salaces et débauchés. »

On voit des hermaphrodites se prêter à la pédérastie. Tardieu a cité un de ces individus se livrant à la prostitution clandestine :

« Ce jeune garçon, mal conformé et livré

dès l'enfance aux habitudes les plus crapuleuses, servant aux plaisirs des hommes de la plus basse classe, présentait les dispositions suivantes : le pénis n'avait pas plus de 3 centimètres de longueur et était gros comme l'extrémité du doigt indicateur. Il était encapuchonné par des replis qui descendaient de manière à simuler les petites lèvres, et les deux moitiés du scrotum non réunies servaient à compléter l'apparence d'une vulve et circonscrivaient une ouverture en forme d'infundibulum, assez large pour admettre le membre viril, et dont le fond refoulé donnait à ce faux vagin une longueur de 7 à 8 centimètres. On sentait manifestement dans l'aine gauche un testicule. L'anus dilaté et enfoncé présentait exactement la forme de l'infundibulum qui existait en avant. Il était évident que cet individu s'était prêté depuis longtemps à des actes deux fois contre nature. »

Le docteur Magnan cite aussi un cas d'hermaphrodite pédéraste : « Cet individu fut inscrit comme fille sur les registres de l'état civil. Considéré comme telle, on lui mit des vêtements de femme et on l'envoya à l'école des filles. A sept ans ses petits camarades ayant remarqué une conformation extraordinaire de ses organes génitaux, se moquèrent de lui. On le plaça alors dans un couvent dirigé par des religieuses. A 13 ans, il quitta le pensionnat et entra dans un couvent de bénédictines, où l'une de ses tantes, religieuse, le destinait au noviciat. Son peu d'aptitude au travail, la lenteur de son intelligence et l'apparition d'un peu de barbe au menton en firent, peu à peu, la risée de ses camarades. Il quitta le couvent et rentra à la maison auprès de sa mère, s'occupant du ménage, faisant la cuisine, cousant, tricotant.

« A la mort de son père, il s'éloigna de

sa famille pour suivre, en qualité de domestique, un homme âgé de 70 ans, qui l'emmena à la Martinique.

« A peine arrivé en Amérique, il devint l'objet des assiduités de son vieux patron ; il lui céda, mais, comme aucun rapport sexuel ne pouvait s'effectuer, cet homme se livra sur lui à des actes contre nature, qui finissaient par l'onanisme buccal réciproque.

« Cependant, une négresse, domestique dans la même maison, s'étant aperçue de sa conformation, le prit pour un homme, en devint amoureuse et demanda à partager son lit. Une mulâtresse fit à son tour sa conquête ; mais, ni avec l'une, ni avec l'autre de ces deux femmes, il n'éprouva les sensations que lui procurait son vieux patron.

« Cet individu revint en France, fit rétablir son véritable sexe, et s'engagea comme infirmier dans une communauté religieuse.»

VII

TRAITEMENT

VII

TRAITEMENT

Nous empruntons au docteur Laurent ce dernier chapitre de l'hermaphrodisme.

« Neuf fois sur dix, dit-il, on ne peut rien pour remédier à l'hermaphrodisme ; aussi le traitement n'existe pour ainsi dire pas.

« Pourtant il est des cas rares, il est vrai, où le chirurgien peut, dans une certaine mesure, réformer les erreurs de la nature.

« Il peut arriver que le vagin existe dans sa partie profonde et soit fermé à l'orifice par une cloison fibreuse. La section de cette cloison peut faire une femme cohabitable d'un individu d'abord absolument impropre à l'acte sexuel.

« De même certains hermaphrodites, munis d'un rudiment de verge, sont souvent inaptes au coït parce que cette verge se trouve déviée par une bride fibreuse quand elle devient rigide. La section de cette bride fibreuse suffit pour rendre à l'organe sa direction normale et permettre ainsi l'intromission plus ou moins complète.

« Tels sont, à peu près, les seuls cas où le chirurgien puisse intervenir raisonnablement. Car je considère comme contraires à la morale et à la science ces prétendues opérations qui auraient pour but, en enlevant les clitoris péniformes de certaines femmes, d'en faire des femelles plus parfaites et plus aptes à l'amour. »

VIII

INFANTILISME

VIII

INFANTILISME

Chez l'enfant, qu'il soit garçon ou fille, les organes génitaux mis à part, c'est la même forme corporelle : pas de seins, pas de poils ; même torse, même bassin, même voix, etc. ; c'est en un mot un enfant.

A la puberté, du côté du mâle, le torse et les épaules s'élargissent, le corps et le visage se couvrent de poils, la peau se durcit et se fonce, les muscles deviennent saillants, la voix devient forte et grave.

Du côté de la femelle, le bassin s'agrandit, la peau reste fine et glabre sur le visage et sur le corps, à l'exception du pubis et des aisselles, les membres sont arrondis dans leurs contours, la voix se renforce un peu, les seins deviennent proéminents.

Or les troubles de la croissance peuvent se manifester sur tous les appareils, soit par défaut, soit par excès (géants ou nains).

Lorsque l'arrêt de développement porte dès la première enfance sur l'appareil sexuel, il donne lieu à une anomalie nommée infantile ou mieux infantilisme.

L'infantile conserve dès lors et quel que soit son âge tous les caractères de l'enfance, au moral comme au physique. L'infantile est un grand enfant. *Ces enfants*, arrivés à l'âge de raison, s'amusent de joujoux, pleurnichent pour rien, s'emportent à l'occasion des plus futiles motifs, ont des peurs ridicules et appellent leur maman à la moindre émotion.

Le docteur Meigne qui a fait une étude

approfondie de cette question a observé un de ces cas remarquables d'infantilisme à l'hôpital de la Pitié en 1890.

« Louis P..., garçon jardinier, âgé de 17 ans, a conservé la taille et les formes d'un enfant de 10 ans. Le crâne est petit, la face large et ronde, les joues grosses, le nez peu développé, les lèvres épaisses, le menton fuyant perdu dans un bourrelet adipeux, sur le front quelques rides donnent à la physionomie un aspect vieillot.

« Le torse est allongé, cylindrique, les seins un peu saillants, le ventre est assez proéminent.

« Les organes génitaux sont atrophiés en général.

« De la masse graisseuse notablement épaissie sortent une verge et des bourses rudimentaires. Celles-ci sont réduites à deux replis cutanés accolés, entre lesquels sont compris les testicules, du volume d'un gros pois.

« La verge est très courte, le gland recouvert en entier par le prépuce.

« Pas de poils sur le pubis, non plus qu'aux aisselles ni sur la figure.

« Les membres inférieurs sont enveloppés par une épaisse couche graisseuse sans saillie musculaire.

« Les fesses sont fortes et remontent haut. La cuisse est large en haut et s'amincit au genou. Les lignes en sont très féminines.

« Les bras sont potelés ; les attaches du poignet fines, et les mains petites.

« L'aspect général est celui d'un enfant, de même pour celui de la physionomie.

« Le caractère est aussi celui d'un gamin turbulent et pleurnicheur. Il se rendit rapidement insupportable dans la salle. »

Voici le cas fameux rapporté par le docteur Capitan.

« René L..., âgé de 29 ans, sans profession, mesure 1 m. 30 et pèse 32 kilogrammes.

« A l'âge de 9 ans, son développement s'arrête sans raison connue et il reste tel qu'il est aujourd'hui. Il arrive à sa dix-neuvième année sans faire aucune maladie.

« Malgré cet aspect que lui donne sa face, ses membres grêles à peau plissée, l'infantilisme chez lui est manifeste. On comprend d'ailleurs que son développement est arrêté, il est donc resté un enfant ; mais d'autre part les années se sont succédé et pour de tels sujets elles comptent doubles. Elles ont donc imprimé à ce corps d'enfant les stigmates d'une vieillesse précoce. A noter le développement marqué des seins, le corps féminin, le bassin également féminin, l'absence complète de poils même au pubis et surtout les organes génitaux qui sont ceux d'un tout petit enfant avec verge minuscule et deux testicules, gros à peine comme un haricot, remontant facilement dans le canal inguinal. Pas d'altération des sens spéciaux, les muscles sont très peu développés. Chez lui l'arrêt du développement des organes génitaux remonte à la première enfance. L'arrêt du développent général s'est produit à l'âge de neuf ans. Il a été total et a porté également sur le moral comme on va le voir.

« Ce qui est caractéristique chez ce sujet, c'est une perversion absolue de l'instinct génital. Dès sa jeunesse il se livrait à la masturbation, il est aussi exhibitionniste. Plus tard il devint érotomane obscène. Souvent il se livrait à des voies de fait, sans résultat évidemment,sur des amies de ses sœurs et cela devant plusieurs personnes. Aussi son impuissance complète le désespère. Enfin son développement intellectuel est celui d'un enfant peu intelligent. Il n'a jamais pu apprendre aucun métier, néanmoins il a quelques dispositions pour le dessin. Il existe aussi chez lui des instincts de criminalité particulièrement développés. Il passe des heures entières à feuilleter des romans populaires illustrés, et toutes les fois qu'il tombe sur un dessin représentant un meurtre ou un assassinat, ses yeux s'enflamment et il pousse des cris de joie. Il n'a qu'une seule passion, le tabac, et qu'une seule adoration, Ravachol. Fumer sa pipe et entendre parler de l'illustre dynamiteur, c'est le *nec plus ultra* de son bonheur. Il faut dire d'ailleurs qu'il vit dans un milieu anarchiste, toute sa famille professe ces opinions.

« Très violent, extrêmement irritable, lorsqu'il est en colère, il tuerait quelqu'un, *s'il était assez fort*, comme il le dit lui-même.

« Si, en général, il est aimable et docile et

exécute assez bien les ordres qu'on lui donne, c'est qu'il a peur d'être châtié.

« Comme nombre de dégénérés, il est en effet méchant par besoin et fait le mal pour le mal. Ses sentiments affectifs sont nuls. Il n'a, bien entendu, aucun sens moral.

« C'est en somme le type d'arrêt de développement absolu, physique et moral, chez un sujet déjà prédestiné et dont l'évolution était déjà anormale. A noter aussi les modifications imprimées à ce sujet par son âge et son évolution à travers une société d'une valeur morale fort inférieure. C'est ainsi que moralement aussi c'est un petit vieux, il pense déjà à assurer son avenir prochain et espère qu'il pourra entrer dans un asile comme Bicêtre. »

On s'imagine aisément ce que peut être l'infantilisme féminin. Le corps conserve les attributs de l'enfance, à la taille près.

Les seins ne grossissent pas, les poils ne poussent ni au pubis ni aux aisselles, le torse reste cylindrique. L'état mental demeure également celui de l'âge que conserve le corps.

IX

FÉMINISME

I

FÉMINISME

Le docteur Meige a publié dans l'*Anthropologie* une remarquable étude sur le féminisme ; nous en avons résumé quelques passages :

« Tandis que, par la conformation extérieure de son appareil sexuel, l'*infantile* mâle reste un homme à l'état de promesse, on voit les formes de la femme se dessiner sur son corps d'enfant. Ses hanches deviennent larges ; ses cuisses, ses jambes, ses bras, se modèlent sur le type féminin ;

les seins grossissent, le mamelon devient saillant.

« Bien souvent, à l'hôpital, ajoute le docteur Meige, M. le professeur Brouardel, cachant la face et les organes génitaux de ces jeunes sujets, nous montrait seulement leur abdomen et leur thorax. C'étaient ceux d'une fille et non d'un garçon. La méprise était inévitable. »

Le docteur Brouardel a signalé les traits saillants de ce féminisme qu'on observe chez le jeune adolescent des grandes villes :

« Si nous l'examinons physiquement, dit-il, nous voyons qu'au moment de la puberté, il a subi un temps d'arrêt dans son développement, et que sa conformation corporelle est restée presque stationnaire. La verge est grêle, elle est celle d'un enfant de dix ans, les testicules sont petits ; c'est à peine s'il paraît quelques poils sur le pubis ou dans les aisselles, le reste de la peau est presque glabre ; plus tard la barbe se montrera, maigre et clairsemée.

« Le squelette ne prend pas la forme masculine, le bassin est élargi, la graisse envahit parfois le tissu sous-cutané, fait gonfler la région mammaire. Vers seize ou dix-huit ans, en général, quelquefois plus tôt, ces infantiles prennent de l'embonpoint, leurs formes s'arrondissent, ils ont quelques-unes des allures féminines, et c'est parmi eux que ceux qui exploitent les pédérastes choisissent leurs sujets. C'est par eux qu'ils excitent les instincts pervertis des sodomistes.

« Ce n'est pas parce qu'ils se livrent à des actes contre nature que ces individus prennent des formes et des allures féminines, mais parce *qu'ils sont physiquement des féminisés,* moralement indifférents aux actes de débauche, peu aptes à remplir les fonctions normalement dévolues à leur sexe, qu'ils se laissent embaucher par les pédérastes exploiteurs. »

Voici un exemple typique :

Un Italien, Angelo C..., âgé de 40 ans, était entré à la Pitié dans un service de chirurgie pour y être opéré d'un abcès osseux du fémur. La guérison à peu près terminée, on le fit passer dans le service de M. Brouardel pour y finir sa convalescence.

Cet homme, qui parlait fort mal le français, était d'ailleurs d'une intelligence assez obtuse. Il n'avait pas de profession bien arrêtée, ayant essayé de tous les métiers, sans en apprendre réellement aucun. Paresseux, indolent, incapable de s'astreindre à un travail régulier, il avait des goûts féminins, aimant les bijoux, les couleurs voyantes ; il était aussi très superstitieux et faisait parade de ses sentiments religieux.

Timide et pusillanime à l'excès, il avait, quand on s'approchait de son lit pour le découvrir, des gestes pudibonds et des mouvements de défense comme une femme.

Assez docile, quand il voyait qu'on s'intéressait à son sort, il entrait dans des colères furibondes contre ses camarades de salle, quand ceux-ci se permettaient de le plaisanter sur ses manières ou ses croyances, ou — ce qui arrivait plus souvent encore — d'équivoquer sur son sexe.

Peut-être ces railleries n'étaient-elles pas tout à fait imméritées ; les mœurs d'Angelo ne semblaient pas avoir été irréprochables.

Au physique, c'est un individu de taille au-dessus de la moyenne. Il est peu musclé et se tient fort mal. La figure est sans expression. L'air craintif et inquiet. Le front bas, étroit, ridé. L'œil petit. Le nez long et fortement busqué, les oreilles très grandes, effilées par le haut, mal ourlées, Pas un poil de barbe sur le visage. La voix est celle d'un enfant. Le cou est grêle, les épaules tombantes et étroites. Le tronc est arrondi. Les seins, bien développés, forment un relief tout à fait anormal très apparent sur le profil. Ils ont la forme des seins de jeunes fillettes déjà pubères. Le mamelon qui les surmonte est saillant au milieu d'une auréole glabre.

Le ventre, plat au-dessus de l'ombilic, est bombé au-dessous, la cicatrice ombilicale enfoncée.

Les organes génitaux sont très atrophiés. Les testicules réduits au volume d'une noisette. La verge, très petite, atteint à peine les dimensions de celle d'un enfant de huit ans. Au-dessus d'elle, quelques poils rares, disposés comme chez la femme au-dessus du mont de Vénus et ne remontant pas sur la ligne médiane. Il en existe aussi, mais très peu, sous les aisselles. Le bassin est notablement élargi. Les fesses sont enveloppées d'une forte nappe graisseuse qui remonte sur les faces postérieures et latérales du tronc. Les cuisses, chargées de graisse à leur racine, en dehors principalement, sont effilées vers le bas, sans reliefs musculaires.

Au genou et au jarret, même enveloppement adipeux, ainsi qu'à la jambe, d'aspect fusiforme. Le pied est étroit et plat. Le bras et l'avant-bras sont arrondis. Le poignet mince, la main petite et les doigts fins.

Corps et membres sont franchement féminins. Angelo marche l'échine un peu ployée, les cuisses fléchies sur les jambes, à petits pas, d'une allure hésitante et serrant les genoux comme une femme. Cependant il ne souffre plus de son membre opéré.

Au féminisme, qui apparaît chez le jeune homme, correspond chez la femme une anomalie inverse, à laquelle on donne quelquefois le nom de *masculisme* ou *de virilisme*.

Chez ces sujets, le bassin reste étroit, les épaules s'élargissent, les membres fortement musclés offrent des reliefs heurtés. Les seins sont peu développés, les poils envahissent tout le corps, jusqu'au visage.

Ces dispositions peuvent exister sans que les organes génitaux soient malformés. Il faut donc distraire ces individus de cette catégorie d'hermaphrodites équivoques dans lesquels une malformation des organes génitaux a pu causer une confusion sur la sexualité réelle du sujet ; tels par exemple ceux chez qui les testicules sont inapparents, ou chez qui, par une disposition vicieuse des bourses, une vulve et un vagin se trouvent simulés.

Le virilisme est caractérisé par la présence des caractères sexuels secondaires de l'homme : largeur des épaules, musculature forte et saillante, système pileux envahissant tout le corps, voix forte et goûts masculins ; mais avec la présence des attributs sexuels primordiaux féminins normalement constitués. Selon le cas, les seins peuvent être bien développés ou notablement réduits.

X

LES GYNÉCOMASTES

X

LES GYNÉCOMASTES

Les gynécomastes ont été connus des anciens, Galien en parle dans ses définitions. Aristote, dans son *Histoire des animaux*, raconte qu'il a vu des hommes à mamelles.

Aristote disait que la gynécomastie était surtout fréquente chez l'homme et le bouc.

Il cite un bouc de Lemnos qui donnait par les mamelles du lait assez abondant pour faire de petits fromages. Ce bouc couvrit une chèvre qui donna naissance à un mâle ayant aussi du lait.

Geoffroy Saint-Hilaire rapporte un fait analogue qui se produisit au jardin des plantes.

Von Krafft-Ebing dit que les cas de gynécomastie sont moins rares qu'on ne le croit généralement. Il cite un médecin, atteint d'inversion sexuelle, qui constata que, chez les six cents invertis avec lesquels il avait eu des relations, le développement des seins n'était pas chose rare et affirmait qu'il avait eu lui-même du lait dans ses mamelles, lait que son amant suçait.

Robelin dit que, « si l'on en croit quelques voyageurs, le bas peuple de la Russie présenterait souvent cette anomalie, et il est écrit quelque part qu'il en est de même chez les Brésiliens. Dans ce cas, la mamelle présente tous les caractères d'un sein de femme bien conformé. Le développement commence vers la puberté, souvent il ne tarde pas à s'arrêter, mais d'autres fois, il continue à se faire, et l'on voit alors des mamelles saillantes. Point de gêne, point de douleur dans l'organe. »

Si, chez l'homme, l'arrêt du développement des testicules féminise les individus et fait prendre à leurs mamelles des proportions extraordinaires, il ne faut pas s'étonner que l'inverse se produise chez la femme qui n'a pas d'ovaires ou à qui on les a extirpés. « L'extirpation des ovaires, dit Milne Edwards, exerce sur la constitution une influence remarquable ; pratiquée dans le jeune âge, cette opération empêche le bassin de s'élargir et les mamelles de se développer ; le pubis reste dénudé, les règles ne s'établissent pas. Il paraît que dans certaines contrées de l'Asie, on a souvent occasion de rencontrer de ces eunuques femelles et qu'elles ont quelque chose de viril dans leur aspect et dans le timbre de leur voix. »

Adelon (*Dictionnaire*) dit : « La femme castrée revêt la constitution de l'homme, les fonctions sexuelles s'anéantissent ; les règles cessent ; les seins s'affaiblissent ; en même temps la peau perd sa blancheur ; les formes deviennent viriles. Le menton se couvre de barbe et la voix devient rauque et grave. »

« Il est bien peu de personnes, dit le docteur Laurent, qui n'aient vu, au moins une fois dans leur vie, une de ces femmes à barbe que l'on exhibe comme curiosité dans les fêtes foraines. Il suffit d'en avoir vu une pour se souvenir toujours de sa voix rauque, de ses formes masculines, de sa poitrine plate et musculeuse. Eh bien ! des autopsies de femmes à barbe ont été faites et on a constaté quelquefois l'absence des ovaires. »

Depuis lors (1894) l'opération de l'ovariotomie si souvent pratiquée a démontré des faits nouveaux que nous avons analysés dans notre ouvrage *l'Eunuchisme* (1).

« Le gynécomaste, dit le docteur Laurent dans son ouvrage *Les Bi-sexués*, est peut-être, si l'on veut, le premier degré de l'hermaphrodisme, comme les efféminés, pédérastes passifs, dont parle M. Brouardel, ces êtres aux formes adoucies, à la face glabre, au bassin élargi, à la poitrine arrondie, aux allures féminines, pourraient être regardés comme le premier degré de la gynécomastie.

« La gynécomastie est une anomalie qui consiste dans le développement exagéré et persistant des mamelles chez l'homme, au moment de la puberté, avec arrêt de développement plus ou moins complet des organes génitaux externes et particulièrement des testicules. »

(1) Docteur Caufeynon, *l'Eunuchisme*, Histoire générale de la castration ; Offenstadt éditeur.

L'homme et la femme avant la puberté ne présentent aucune différence quant à la forme et au volume des mamelles. Chez l'un comme chez l'autre, les seins ne consistent qu'en deux sortes de tubercules plus ou moins colorés, avec mamelons et auréole à surface inégale. A la puberté ce n'est que chez la jeune fille que s'opère un changement ; chez elle, en même temps que les menstrues s'établissent, le sein se développe, s'élève, s'arrondit, le mamelon prend une couleur rosée, la peau s'amincit et devient fine et blanche, tandis que chez le jeune homme les mamelles restent ce qu'elles étaient. Cependant il n'en est pas toujours ainsi, la nature, s'écartant des lois uniformes qui président au développement des êtres, produit des anomalies étranges qui ne s'expliquent pas.

Le docteur Laurent s'exprime ainsi à ce sujet :

« Un jeune garçon, sans avoir rien présenté de particulier dans sa conformation physique et morale, si ce n'est un peu de timidité, des allures et des goûts un peu féminins, arrive à l'âge de la puberté. On croit que, comme tous ses camarades, cet enfant va devenir un homme ; que ses formes vont prendre un rapide développement, ses muscles faire saillie sous la peau de ses membres, les traits de son visage devenir énergiques, son menton se recouvrir de barbe ; que son épithélium génital va se développer et qu'en même temps ses testicules et sa verge vont prendre un accroissement considérable ; on croit que ses goûts vont changer et qu'un instinct secret va le pousser à la recherche du sexe opposé. Eh bien ! chez ce garçon il n'en sera rien. Arrivé à la puberté, il semble que chez lui la nature hésite. Ses membres restent grêles, ses formes adoucies, son visage reste glabre et ses testicules cessent de s'accroître ; il fuit le bruit et la société de ses semblables, sans avoir d'attrait pour l'autre sexe, puis sa poitrine s'arrondit et ses seins se développent comme ceux d'une fille pubère. Sans être ce qu'on est convenu d'appeler un hermaphrodite, ce n'est qu'un homme incomplet et une femme manquée, c'est ce qu'on appelle un gynécomaste. »

Le fait qui domine chez les gynécomastes, c'est la petitesse des testicules, généralement ils ne dépassent pas la grosseur d'une petite noisette, la verge est aussi plus petite qu'à l'état normal. Le docteur Bédor cite un cas où le pénis était d'une telle brièveté qu'entre les bourses et le gland, il présentait à peine la longueur de ce dernier.

Le docteur Laurent dit qu'on trouve le plus souvent chez les gynécomastes des signes de féminisme. « D'abord la voix, dit-il, au lieu de ce timbre mâle qu'elle prend chez l'homme après la puberté, reste grêle comme celle d'un enfant, ou douce comme celle d'une femme. J'ai fait chanter devant moi un gynécomaste. Une personne qui l'aurait entendu sans le voir aurait affirmé que c'était la voix d'une fillette de treize à quatorze ans. Le système pileux est peu développé chez les hommes à mamelles, beaucoup n'ont pas de barbe ou ont un fin duvet sur la lèvre supérieure ; les membres et la poitrine sont glabres, le pubis est généralement bien garni, mais, comme chez la femme, les poils forment un triangle et s'arrêtent brusquement.

« La dentition est généralement retardée, assez souvent même ils conservent jusqu'à l'âge de quinze ou vingt ans des dents de lait. »

Dans la *Gazette de médecine et de chirurgie* (1877), le docteur Jagot rapporte cette observation :

« Jacques Gouillet, âgé de 25 ans, est né à Saint-Brandon (Côtes-du-Nord). Depuis son enfance, il se livre à des travaux pénibles et est aujourd'hui homme de peine dans une fonderie. Il a la taille élevée, 1 m. 72, l'habitus viril, le teint brun, mais il paraît timide.

« Le tissu cellulaire est peu développé, tandis que les poils sont plutôt abondants que rares à la face et au pubis. La tête est petite, le front peu élevé. Les seins ont un volume assez considérable pour avoir été remarqués à l'auscultation par-dessus la chemise, ils présentent une forme hémisphérique bien limitée, dont la base mesure 8 cent. 1/2 de diamètre. Ils proéminent de 5 centimètres au-dessus de la poitrine du malade couché horizontalement.

« Les organes génitaux présentent les particularités suivantes : la verge est plutôt petite que grosse, le scrotum contient, à droite, un testicule normal, mais qui ne serait descendu que vers l'âge de 23 ans. A gauche, au contraire, on trouve un testicule lisse, petit, dur, gros comme une petite olive. L'épididyme est mou et semble normal, ainsi que le cordon. Ce testicule n'a jamais été plus développé, le malade l'affirme...

« Il a peu de désirs vénériens, mais l'érection se fait cependant très bien. Il a contracté, à 18 ans, une blennorrhagie légère; c'était la première fois qu'il avait des rapports sexuels. Il a été réformé au conseil de revision. »

Chez le gynécomaste le tissu adipeux est développé, la peau est blanche, le bassin est élargi, les hanches développées; les membres sont ronds comme ceux de la femme, et, comme le dit le docteur Laurent, « ses contours affectent une mollesse remarquable, en même temps que les articulations et les muscles combinent leur action pour donner aux mouvements cette souplesse, ce je ne sais quoi d'onduleux et de gracieux, qui est le propre de la chatte et de la femme. »

Le docteur Lorain enfin s'exprime ainsi : « Nous avons tous connu, pendant les années de notre enfance, et plus tard grandissant avec nous, des enfants, des adolescents, puis des hommes, qui ne subissaient pas les mêmes transformations que les diverses étapes de l'âge amènent chez leurs camarades ; c'est ainsi qu'enfants, ils ressemblaient plus à des filles qu'à des garçons ; adolescents, ils ressemblaient à des enfants ; hommes, ils n'étaient qu'adolescents. Etres singuliers, féminisés ou indéfiniment juvéniles, personnages imberbes, à longs cils, à cheveux fins, à teint pâle, à hanches très développées, souvent gras, ayant la voix grêle et présentant plusieurs des caractères de l'eunuchisme. »

Quant à définir si les gynécomastes ont des aptitudes génitales, nous laisserons parler le docteur Laurent.

« Sont-ils impuissants ? Je ne le crois pas. Presque tous ceux que j'ai observés avaient des érections suivies d'éjaculations. C'étaient sans doute des inférieurs sous ce rapport, mais enfin ils n'étaient pas impuissants. »

Le docteur Robelin donne une idée assez exacte des aptitudes génitales de ces individus, dans l'observation suivante :

Le nommé Laiset, âgé de 24 ans, charretier, d'une taille de 5 pieds 3 pouces, entre au Val-de-Grâce pour y être soigné d'un abcès dont il guérit en peu de temps.

Chargé de lui donner des soins, je m'aperçus un jour que ses mamelles étaient plus volumineuses qu'un homme ne les a ordinairement.

Ces mamelles, très bien séparées, d'une forme demi-sphérique et d'une consistance assez molle, ressemblaient parfaitement à celles d'une femme.

La poitrine était étroite, les épaules saillantes, la voix, féminine et le visage, enfantin et imberbe.

Les parties génitales, quant à leur conformation, ne différaient de celles de l'homme que par leur petitesse. La verge semblable à un petit tubercule pouvait avoir, pendant l'érection, suivant ce que m'a dit l'individu lui-même, un pouce et demi de longueur, les testicules étaient comparables, par leur volume, à une petite noisette.

Je lui trouvai le bassin très évasé, le pubis proéminent et peu garni de poils; ceux-ci manquaient aux jambes et aux bras et se remarquaient en petite quantité à la région axillaire.

Ce fut à l'âge de 16 ans que se développa sa taille et qu'il vit ses mamelles prendre de l'accroissement.

A 18 ans, celles-ci se gonflèrent considérablement jusqu'à devenir deux fois plus volumineuses qu'à l'ordinaire, et, dans cet état, elles distillaient une humeur séreuse semblable à du lait.

Cette singulière conformation ne l'empêche pas d'être gai et d'avoir toutes les habitudes qui se remarquent chez les autres hommes

Il faut cependant en excepter sa répugnance à toucher le sein des femmes, pour lesquelles il a d'ailleurs un goût prononcé, quoique assez mal partagé par la nature, du côté des parties de la génération.

On n'hésite pas à ranger parmi les débiles ces êtres à intelligence peu développée. Enfants, ils ont eu toutes les peines du monde à apprendre à parler; adolescents, ils font le désespoir de leurs maîtres et de leurs parents par leur inaptitude à tout travail et à toute étude, par l'ingratitude de leur mémoire, leur impossibilité de fixer leur attention et souvent par leur vices précoces et leurs mauvais instincts.

TABLE ANALYTIQUE

IMPRIMERIE F. DEVERDUN, BUZANÇAIS (INDRE).

BIBLIOTHÈQUE POPULAIRE

DES

Connaissances médicales

Collection à 1 franc le volume

La collection que nous publions sous le titre de **Bibliothèque populaire des Connaissances médicales,** *remplit un but de vulgarisation d'un intérêt saisissant. Le résumé analytique des matières contenues dans chaque volume que nous donnons ici en fera saisir toute l'importance.*

Dégagé des termes techniques, le texte de ces ouvrages, tout en conservant une précision absolument scientifique, est remarquable par la netteté de la rédaction, ce qui le met à la portée de tous.

N° 1

La Blennorrhagie

Causes. — Fréquence. — Mode de contagion. — La Blennorrhagie chez l'homme. — Son début, sa marche et sa durée. — Balanite et Balano-posthite. — Paraphimosis. — Orchite. — Blennorrhagie chez la femme. — Uréthrite. — Vulvite. — Vaginite. — Végétations. — Complications de la Blennorrhagie. — Rhumatisme et ophtalmie blennorrhagiques. — Rétrécissements. — Rétention d'urine. — Goutte militaire. — Le Gonocoque.

N° 2

LA SYPHILIS

Historique. — La virulence. — Le chancre infectant. — Les plaques muqueuses. — Le mode de contagion. — Les degrés. — Accidents consécutifs. — Hérédité. — Infection de l'enfant sans contagion pour la mère. — Infection de l'enfant par l'allaitement. — Infection de la nourrice. — Immunité des syphilitiques de la syphilis par l'hérédité. — Traitement.

N° 3

L'ONANISME CHEZ L'HOMME

Historique. — Les causes — L'onanisme solitaire. — L'onanisme en commun. — Manualisation. — Onanisme buccal. — Caractère des masturbateurs. — Influence de l'onanisme sur les facultés intellectuelles. — Ses effets sur le système nerveux. — Maladies engendrées par l'onanisme. — Amaigrissement, névralgies, palpitations, apoplexie, paralysie, satyriasis, pertes séminales, impuissance, stérilité, perte de la vue et de l'ouïe. Abrutissement général.

N° 4

La Masturbation chez la Femme

Le saphisme. — Le clitorisme. — La masturbation par des corps étrangers, par frottements. — Les ménages de tribades. — Leur jalousie. — Le dégoût de l'homme, la prostitution chez les tribades. — Lettres de thribades. — Les maisons clandestines d'amour lesbien. — Les tribades intermittentes. — Les désordres de la masturbation. — Fureur utérine. — Leucorrhée. — Métrite, stérilité, affections nerveuses, troubles de l'intelligence. — Déformation des organes féminins. — Sodomie chez la femme. — Le saphisme bestial.

N° 5

LA PÉDÉRASTIE

La prostitution pédéraste, le chantage, exemples. Les mœurs des pédérastes, caractères extérieurs. — Pédérastes actifs et passifs. — Observations médico-légales. — Les signes de la pédérastie. — Déformations de l'anus et de la verge. — Les uranistes dans la société. — Leur caractère morbide. — Perversion et perversité. — Le dégoût de la femme. — Les invertis-nés et les invertis occasionnels. — Les causes.

N° 6

L'AMOUR ET L'ACCOUPLEMENT

Les organes génitaux de l'homme et de la femme, leur description et leurs fonctions. — Le sperme. — Les ovaires et l'ovulation. — La puberté et la nubilité. — Le mécanisme du coït. — La volupté. — L'appétit vénérien. — Modes divers d'accouplement. — La recherche de la volupté. — L'orgasme vénérien. L'éjaculation.

NOUVELLE LIBRAIRIE MÉDICALE

39, rue de Trèvise, à Paris

Collection à 1 franc le volume

N° **7**

LA PROCRÉATION

Le mécanisme de la fécondation, rencontre du sperme et de l'ovule, leur fusion, le germe, historique de la question. — Théories anciennes. — Moment propice à la fécondation. — La grossesse, signes certains ou incertains. — Début, progression. — Indication des sexes. — L'accouchement, les douleurs. — Description et terminaison. — L'accouchement chez tous les peuples, postures et pratiques. — Les jumeaux. — Comment se forment les monstres. — Les envies, ce qu'elles sont. — Nains et géants. — Cas d'enfants extraordinaires.

N°. **8**

LA MENSTRUATION

La matrice et les ovaires, apparition des règles, causes des règles, l'ovule et l'ovulation, chute de l'ovule, congestion des organes, durée des règles, complications. — L'âge critique, son début, son caractère. — Accidents et maladies. — Influence de l'âge critique sur l'économie générale.

N° **9**

Impuissance et Stérilité

L'impuissance chez l'homme, par défauts de désirs, par dégoût, par défaut d'érection complète, par défaut de conformation. — Stérilité par défaut d'éjaculation, par absence de spermatozoïdes. — Impuissance chez la femme par vaginisme, par vice de conformation. — Stérilité occasionnelle et momentanée, absence de règles par maladies.

N° **10**

L'HERMAPHRODISME

Définition et variétés. — Historique. — Les neuf sortes d'hermaphrodisme. — Malformation masculine et féminine. — Exemples. — Formation des hermaphrodites. — Les hermaphrodites devant la loi. — Mariage. — Erreur de personne. — L'état-civil des hermaphrodites. — Erreur de déclaration. — Les cas célèbres. — L'appétit sexuel chez les hermaphrodites. — L'infantilisme. — Arrêt de développement. — Le féminisme. — L'homme-femme. — La femme-homme. — Les Gynécomastes ou mamelle avec sécrétion lactée. — Types de Gynécomastes. — Arrêt du développement des testicules. — Exemples.

NOUVELLE LIBRAIRIE MÉDICALE
39, rue de Trévise, à Paris

Collection à 1 franc le volume

N° **13**

L'HYSTÉRIE

Son histoire. — Les hommes hystériques. — Caractère de l'hystérie, sa fréquence et ses causes. — Ses degrés. — Ses accès, débuts et durée. — Observations. — La folie hystérique, définition et caractère. — La Salpêtrière. — Cas célèbres.

N° **14**

L'Hypnotisme

Son histoire. — Les magnétiseurs. — Le somnambulisme. — Les hystériques et l'hypnotisme. — Sujets hypnotisables. — Procédés employés pour produire la léthargie, la catalepsie et la contracture. — Curieux exemples de ces divers états. — La suggestion, l'hypnotisé assassin, son réveil. — Oubli complet de l'acte. — Obéissance passive. — L'hallucination. — Curieuses observations.

Collection à 1 franc le volume

N° 15

LA FOLIE ÉROTIQUE

L'Erotomanie. — Définition. — Fièvre érotique. — Manie. — Extase amoureuse et ravissement. — L'érotomanie chez les anciens. — Ses causes. — Le satyriasis. — Excitations morbides. — Effets des cantharides. — La nymphomanie. — Causes. — Ses degrés. —Manie furieuse. —Insensibilité. — Scènes obscènes. — Amour charnel d'une mère pour son fils. — Manie mystique. — Exemples remarquables. — Priapisme. — Erections incoercibles, causes et effets. — Folie érotique périodique. — Exemple d'exaltation sexuelle. — Démence sénile. — Excès vénériens. — Chronicité des maladies nées des abus. — Pertes séminales. — Troubles singuliers à la suite de coït. — Ivresse érotique. — Influence sur les sentiments.

N° 16

LA PROSTITUTION

Précis historique. — Les 22 classes de courtisanes de la Grèce, la débauche romaine. — La prostitution au moyen âge. — Les maquerelles. — Les filles au Châtelet. — Exactions de la police. — La prostitution moderne. — Les instructions de la police. — Cartes des filles. — Leurs obligations et leurs défenses. — La prostitution clandestine. — Types et procédés de ces filles. — La retape. — Les maisons de passe et de rendez-vous. — Le rôle de l'homme. — Le recrutement des filles de joie. — Le proxénétisme. — Courtage. — Les causes de prostitution. — Caractères des filles de joie. — Obstacles à leur libération. — Sentiments religieux et charité. — La maternité. — Etrange pudeur. — Les souffrances.

N° 17

HYGIÈNE ET RÉGÉNÉRATION

Les forces sexuelles de l'homme, leur conservation par l'hygiène. — La sécurité en amour, moyens d'y pourvoir. — Les forces affaiblies rendues sans dangers. — L'hygiène de la femme amoureuse. — Beauté du corps, conservation des seins, leur blancheur et leur fermeté ; tonicité des organes génitaux. — Recettes et procédés.

N° 18

L'AVORTEMENT

Avortement naturel spontané. — Les causes acquises ou héréditaires. — Avortement accidentel. — Causes, émotions morales. — Maladies. — Ebranlements physiques. — Avortement provoqué. — Médecine légale. — Fait matériel. — Intention. — Conséquences. — Preuves. — Le produit de la conception. — Simulation — Manœuvres abortives. — Coups, chutes, tamponnements. — Drogues.

N° 19

LES MORPHINOMANES

Les Fumeurs d'Opium

La morphine. — Ses effets. — Causes de la morphinomanie. — Habitude acquise. — Souffrances. — Délices et voluptés. — Exaltation et dépression vitales. — Désordres du système nerveux. — Les hystériques et la morphinomanie. — Désordres intellectuels. — L'appareil sexuel. — L'opium en Orient. — Mangeurs et fumeurs d'opium. — Mangeurs d'opium en France. — L'opium des fumeurs. — Sa préparation. — La pipe et la manière de s'en servir. — Effets de l'opium sur l'homme et les animaux. — Sommeil, rêves. — Ravages de l'opium.

N° 20

Le Mariage et son Hygiène

Du mariage au point de vue sexuel. — Puberté et nubilité. — Danger de la précocité. — L'âge de la fécondité. — Mariages consanguins et le résultat de la conception. — L'amour physique dans le mariage. — Première nuit de noce. — Le vaginisme. — Les fins du mariage. — Les fraudes conjugales. — Variétés. — Leurs dangers. — Exemples. — L'hygiène des sexes. — Le coït dans la grossesse. — Possibilité d'avortement. — Le coït dans l'âge critique. — Hygiène de l'âge critique.

aux pays d'Orient ; Les débauches du moyen âge ; Républiques italiennes ; Les papes ; En France ; Effet moral de l'apparition de la vérole ; Résultat néfaste de la débauche sur les grands.

V. La volupté dans ses résultats sur la santé et la vie humaine. — La lâcheté et la férocité engendrée par la volupté ; Effets des abus voluptueux sur la fécondité ; Le sperme stimulant de l'économie générale : La femme plus voluptueuse que l'homme.

VI. Chasteté et continence. — Impuissance temporaire ; La chasteté absolue ; Le célibat contraire à la femme ; L'abus des fonctions génitales et l'intelligence ; L'érection rebelle à la volonté.

VII. Rapports des sens avec les organes génitaux. — Le toucher, influence des caresses ; L'odorat, effets voluptueux des parfums et de certaines excrétions ; Le goût ; Les baisers ; Aberrations singulières de ce sens.

IX. La volupté et la pudeur. — La pudeur sert de frein à la violence ; Fragilité de la pudeur ; La pudeur excite la volupté et la prépare ; Dispositions nécessaires à la conservation de l'espèce.

XII. La fécondation et la volupté. — Les cinq groupes des actes de la génération ; La volupté n'est pas nécessaire chez la femme.

XIII. Affections morales : peines d'amour. — La jalousie chez l'homme et chez la femme ; Jalousie intéressée ; Nymphomanie et érotomanie consécutives à la jalousie : Exemple d'érotomanie ; Erotomanie mystique ; La monomanie du suicide ; Observation médicale.

XIV. Amour et volupté dans les tempéraments ; influences. — L'homme sanguin ; Le bilieux ; Le mélancolique ; Le lymphatique ; La femme lymphatique sanguine ; La blonde et la brune ; Variétés dans les types ; Influence de l'alimentation ; Influences climatériques ; Les citadins et les paysans.

XV. Amour idéal, amour matériel. — L'amour dans les passions ; L'amour dans la vie sociale et l'amour purement physique.

Franco contre mandat-poste de **4 francs**

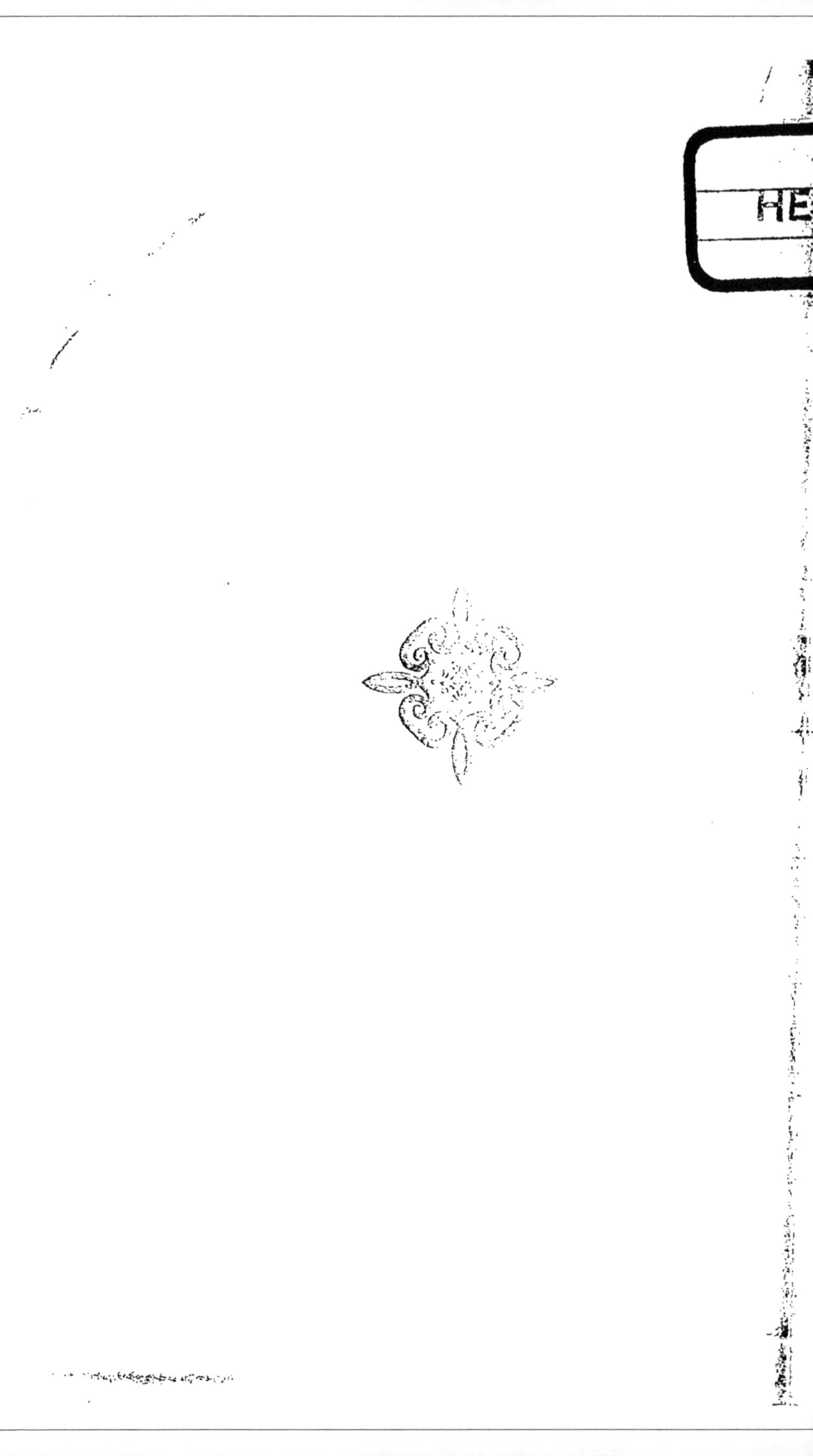

www.ingramcontent.com/pod-product-compliance
Ingram Content Group UK Ltd.
Pitfield, Milton Keynes, MK11 3LW, UK
UKHW012233240726
13966UKWH00003B/1078

9 782011 912817